待望の！
日本ヘリコバクター学会ガイドライン

2016改訂版

H. pylori 感染の診断と治療のガイドライン

編集：日本ヘリコバクター学会
　　　ガイドライン作成委員会
定価：（本体 1,500 円＋税）
判型/頁数：A4判/68頁
ISBN：978-4-86550-196-4

改訂版ついに刊行

H. pylori 除菌の「適応」「診断」「治療」から「胃癌予防」の提言まで

日本ヘリコバクター学会は2000年に初の"H. pylori 感染の診断と治療のガイドライン"を発表，以降，2003年と2009年の2回の改訂を経て，世界に先駆け"H. pylori 感染症"の疾患概念を確立し，適切な除菌治療の普及に寄与してきた．2013年 H. pylori 感染胃炎への保険適用拡大により国民の全感染者が保険で除菌治療を受けることが可能となり，このたび最新のエビデンスにもとづく2016年改訂版を発表．「**適応**」「**診断**」「**治療**」の大幅改訂に加え，近年明らかにされつつある H. pylori 感染と胃癌の関連をふまえ，これからのわが国において H. pylori 撲滅によって胃癌予防に結び付けるための「**提言**」の項目が設けられている．H. pylori 除菌にかかわる臨床医はもちろん，わが国の医療行政に携わる関係者も必読必携のガイドライン．

CONTENTS
Ⅰ 適応 ／ Ⅱ 診断法
Ⅲ 治療 ／ 提言　胃癌予防

株式会社 先端医学社

〒103-0007 東京都中央区日本橋浜町2-17-8 浜町平和ビル
TEL 03-3667-5656（代）/FAX 03-3667-5657
http://www.sentan.com

IBD クリニカルカンファレンス
Inflammatory
Bowel
Disease Clinical Conference

創刊準備号

contents

Special Interview ―創刊に向けて―

IBD 診療のこれからの課題

日比　紀文先生　北里大学北里研究所病院炎症性腸疾患先進治療センターセンター長　　4

IBD 診療の過去と現在そして将来

鈴木　康夫先生　東邦大学医療センター佐倉病院 IBD センター特任教授・センター長　　9

Special Interview
― 創刊に向けて ―

IBD 診療のこれからの課題

　近年、腸管免疫に関する数多くの報告がなされ、下部消化管の研究は著しい発展を遂げている。その礎を築いたのは、わが国をはじめとした炎症性腸疾患（IBD）の研究成果と言える。わが国において、1973年に難治性炎症性腸障害調査研究班が発足し、約半世紀の歴史を経ながらも、その間、病態、発症メカニズム、診断そして治療と数多くの研究成果が報告され、飛躍的な進歩を遂げた。今回、北里研究所病院炎症性腸疾患先進治療センター長の日比紀文先生に、これまでのIBDの臨床・研究を振り返って頂き、そして今後の展望についてお話を伺った。

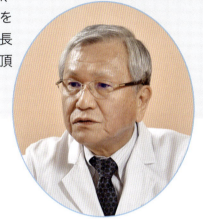

北里大学北里研究所病院
炎症性腸疾患先進治療センター
センター長

（ひ　び　とし　ふみ）
日比 紀文

――先生がIBDの臨床・研究に携わった経緯をお聞かせください。

日比　私は慶應義塾大学医学部を1973年（昭和48年）に卒業し、大学院では土屋雅春教授のもとで講師であった朝倉均先生にご指導いただきながら腸管免疫の研究に取り組みました。またその頃、厚生省特定疾患調査研究班が結成され、難治性炎症性腸障害の班会議（以下、班会議）がはじまり（表）、それ以来、朝倉先生とともに班会議に参加し、腸管免疫の研究に携わってきました。

　その当時の腸管免疫の研究は、腸管組織内の免疫グロブリンを含有した細胞を染色して数を調べるなどの単純な研究の時代で、多くの手段はありませんでした。

　一方、臨床では腸管免疫を研究していることから潰瘍性大腸炎（UC）、クローン病（CD）、蛋白漏出性胃腸症などを中心に診療に携わってきました。基礎研究の経験を積むため、1982年にトロント大学の免疫学教室へ留学しました。

　私は免疫グロブリン含有細胞の研究をおこなっていたので、トロント大学ではB細胞の分化について、骨髄細胞や末梢血細胞を用いてその分化過程を調べていたのです。骨髄細胞と腸管の粘膜内の免疫細胞のいずれもB細胞が分化する過程がよく似ています。私は骨髄細胞を用い研究していましたが、後に同じころ、腸管の免疫研究者で、後にCrohn's & Colitis Foundation（CCFA）のプレジデントとなったMacDermott先生が腸管のB細胞を研究されていたことを伺いました。当時、腸管免疫の研究はまだ入り口の段階でした。

――免疫との関連性があまり明確ではなかった当時、IBDはどのように治療されていたのでしょうか？

日比　班会議がはじまったころは免疫異常とIBDの関係はほとんど明らかにされていませんでした。「免疫の研究をやっていて病気が治るのか？」と言われたこともありました。腸管に炎症があるので、その炎症を防ぐことに主眼が置かれていたのですが、当時は5-ASA製剤（サラゾスルファピリジン）か副腎皮質ステロイドであるプレドニゾロンの2剤しかなく、免疫系を調節する薬剤は一般的に使われていませんでした。一方、海外では1960年代に免疫調節薬（チオプリン製剤）の使用が提唱され、1970年代にはだいぶ普及していたのです。当時から土屋先生は免疫異常の観点からアザチオプリン（AZA）

とメルカプトプリン（6MP）に注目されていたので、いち早くIBD臨床に取り入れたのは慶應義塾大学でした。

CDの治療ではプレドニゾロンを用いた薬物療法もありましたが、日本では成分栄養剤を使用した栄養法が中心で、わが国では薬物療法よりも非常に発達していました。班会議では「栄養療法だけでよいのではないか？」との意見があがったこともありますが、われわれはCDに対してもチオプリン製剤に注目し、使用していました。このように1990年代以前は炎症を抑える薬剤として5-ASA製剤、それからプレドニゾロン、この2つがUC治療の主流であり、CDの中心は栄養療法で5-ASA製剤も使用されていました。当時はまだまだ臨床的エビデンスが少なく、治療指針は班会議に参加した数名の有識者による経験が重要視されていました。

——近年、わが国で増加傾向を示しているIBDですが、患者数はどのような推移をたどってきているのでしょうか？

日比　班会議がはじまったころは、UCだと全国で1,000人未満、CDに至っては数百人という規模だったと思います。そもそも当時、CDは鑑別診断が難しい疾患ではありましたが、いずれにしても非常にまれな疾患でした。診断基準が定められ、UC・CDという疾患が専門家のあいだで認識されるとエビデンスも確立されていきました。とくに日本では内視鏡検査が保険でカバーされるため、内視鏡検査による診断が盛んにおこなわれた結果、診断技術の向上とともに多くの患者さんの診断が可能となりました。その後も年を経るごとに患者数は増加しつづけていますが、その理由として、以前と変わったことといえば環境の変化が考えられます。とくに食生活があげられ、食生活の変化ともに患者数も増加してきたと考えられます。また食生活の変化を含めて、衛生環境をはじめとしたさまざまな因子が腸内細菌に変化をもたらして、腸管免疫に異常を生じたことなどが考えられます。疫学班の調査によると現在わが国のUCの患者数は米国についで多く、

IBDの患者数は20万人を超えていますので今後も増加すると思われます[1]。

——かつては炎症を抑えることに主眼を置かれたIBDの治療ですが、現在のような治療に至るまでにはどのような発展を遂げたのでしょうか？

日比　1990年代から免疫調節薬が一部の専門家の間で臨床に用いられるようになり、2000年代以降は抗TNFα抗体製剤が登場し、免疫異常の抑制が治療の中心となり、薬剤の選択肢が大きく広がっています。

過去には基礎研究で免疫異常とIBDの関係を結び付ける論文が次々に報告されていた時代でもありましたが明確なことはわかりませんでした。遺伝子の研究が進んでいくと免疫に関係した遺伝子の異常が報告され、その遺伝子を操作するとマウスモデルに腸炎が起こるといった免疫系の関与が明らかにされる中、TNF-αという一つのサイトカインを標的した治療法が出てきました。

抗TNFα抗体製剤は日本ではまずCDから認められ、次いで関節リウマチに適応された薬剤です。日本初となる抗TNFα抗体製剤の臨床試験を開始した当初はTNF-αのみを標的にする薬剤の有効性について、また、生物製剤の安全性について懐疑的な医師も多く、試験がなかなか進行しないという状況

表　炎症性腸疾患（IBD）研究班の歴史

1973年	厚生省特定疾患調査研究班
1973～1974年	潰瘍性大腸炎調査研究班（土屋班）
1975年	潰瘍性大腸炎・クローン病調査研究班（土屋班）
1976～1978年	特発性腸管障害調査研究班（吉田班）
1976～1977年	クローン病調査研究班（土屋班）
1977～1981年	吸収不良症候群に関する研究調査研究班（石川班）
1979～1982年	炎症性腸管障害調査研究班（白鳥班）
1983～1985年	消化吸収障害調査研究班（白鳥班）
1986～1990年	難治性炎症性腸管障害調査研究班（井上班）
1991～1995年	難治性炎症性腸管障害調査研究班（武藤班）
1996～2001年	難治性炎症性腸管障害調査研究班（下山班）
2002～2006年	難治性炎症性腸管障害調査研究班（日比班）
2007～2013年	難治性炎症性腸管障害調査研究班（渡辺班）
2014年～	難治性炎症性腸管障害調査研究班（鈴木班）

でした。

　しかし実際の臨床試験では抗 TNFα 抗体製剤は患者を劇的に改善させました。TNF-α という炎症性サイトカインを標的とすることで炎症に対して選択的かつ集中的に効果を発揮するという非常に画期的な治療でした。新しい機序の薬剤なので発癌や結核・感染症の増悪といった副作用に対する懸念はありましたが、最初から合併症の存在を念頭に置いて慎重に臨床研究がなされてきたため、わが国での報告はわずかでした（インフリキシマブ使用成績調査及び特定使用成績調査）。いまでは結核など感染症の増悪を予防する手段も確立されており、注意深く使用すれば多くの症例で副作用のコントロールは可能です。リンパ腫の発症について抗 TNFα 抗体製剤単独ではリスクの上昇は少ないようですが、最近ではチオプリン製剤との併用によりリスクが高まるという報告もされています[2]。とくに長期に使用する薬剤なのでつねに合併症を注意することが重要です。また、臨床応用から 15 年経過した抗 TNFα 抗体製剤ですが、無効例や効果減弱例などの新たな課題も出てきました。これからも経験とエビデンスを重ねていく必要があります。

——臨床研究が進む一方、基礎的な研究も数多く報告されています。Genome-wide Association Study（GWAS）などの成果によりさまざまな疾患関連遺伝子が同定されていますが、海外とわが国とではどのような遺伝的背景の相違があるのでしょうか？

日比　IBD の発症には人種差があると考えられています。疾患感受性遺伝子の研究により、欧米では CD と NOD2 との関連性が報告されました[3]。しかし日本人では NOD2 変異が存在しないことから、他の要因を検討する必要がありました。TNFSF15 は日本人 CD で疾患との関連性が強く[4][5]、とくにアジア人では比較的特異的な感受性遺伝子と考えられています。

——腸内細菌の研究も進んでいますね。

日比　IBD の病態では腸内細菌叢の異常が認められることから、腸内細菌叢を是正する治療が研究されています。また腸内細菌による制御系 T 細胞の分化・誘導についての報告がされており[6]、今後も免疫担当細胞と微生物である腸内細菌とのインタラクションも含め、さらなる質の高い研究が期待されています。腸は免疫装置として重要な役割を果たしており、腸内細菌は IBD の発症のみならず、様々な疾患との関連が報告されています。今後は基礎と臨床の両面から新しい治療法を考えることが必要です。

——若手医師にどのようなことを期待されていますか？

日比　現在では臨床試験を通じて有効性と安全性が確立されたさまざまな薬剤を使用できるようになりました。臨床医はそれらの薬剤を使用するにあたり、IBD の基礎的な病態を理解する必要もあります。有効とされる薬剤が細胞や分子にどのように作用をするのかを知ることは現代の臨床においては何よりも重要です。

　かつては IBD を正確に診断することが重要であり、治療自体は薬物が限られていることもあってシンプルなものと捉えられていました。しかし、病態の解明が進むにつれて個々の患者が抱える病態は非常に多様であることがわかり、それに対して機序の異なる薬剤が次々と臨床応用されています。また、将来的にも IL-23 やインテグリン、ヤヌスキナーゼ（janus kinase：JAK）といった異なるターゲットをもつ薬剤の開発も進められています。したがって、現代では個々の病態に合わせた適切な薬剤を選択するためにまず正確に診断し、的確な病態の理解が必要となってくるのです。若手の先生方には、患者の病態を適確に見極めたうえで薬剤の機序も加味した適切な治療をすることができる真の専門家となって、次の世代を育成してほしいと願っています。

　また、わが国では CCFA や European Crohn's and Colitis Organisation（ECCO）との交流、さらには Asian Organization for Crohn's & Colitis（AOCC）との協調を進めていますので、世界に目を向けた高い水準の研究成果がわが国から発信されることに期待を寄せています。今後もより一層グローバルな視点を養うことが必要と考えています。日本ばかりでなく世界の IBD 患者のためにがんばってほしいと思います。

——最後に今後の IBD 医療について、先生のお考えをお聞かせ下さい。

日比　先ほども触れましたが、さまざま機序の薬剤が今後臨床応用されます。新薬が登場してもえてし

て十分に勉強せずに漫然と薬剤が使われている場合があるのではないかと懸念しています。新しい薬剤は効果がはっきりしているので勉強をしなくてもしだいに実績が積み重ねられていきます。しかしこれでは専門家とは言えません。真の専門家は自分の経験したことだけから学ぶのではなく、自らそして他の人の深い経験、すなわち文献やエビデンスを十分知ったうえで最善の診療をおこなう必要があります。

　「愚者は経験に学び、賢者は歴史に学ぶ」というビスマルク（Otto von Bismarck）の言葉がまさにそれです。国内外を問わず新しい情報をできるだけ早く漏れなく公平に知り、そのうえで患者さん一人ひとりをきめ細かく診療し、深い経験をしっかりと活かしていくことが今後のIBDの臨床には重要です。

――ありがとうございました。

文献

1) 厚生労働省平成28年度特定疾患医療受給者証保持者数
2) Lemaitre M *et al*：*JAMA* **318**：1679-1686, 2017
3) Hugot JP *et al*：*Nature* **411**：599-603, 2001
4) Inoue N *et al*：*Gastroenterology* **123**：86-91, 2002
5) Yamazaki K *et al*：*Hum Mol Genet* **14**：3499-3506, 2005
6) Atarashi K *et al*：*Nature* **500**：232-236, 2013

腸管ベーチェット病のすべてがわかる 診療ハンドブック

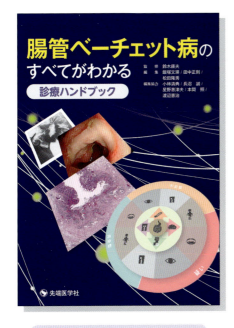

監修	鈴木 康夫	東邦大学医療センター佐倉病院 IBDセンターセンター長
編集	飯塚 文瑛	日本炎症性腸疾患協会副理事長
	田中 正則	弘前市立病院副院長
	松田 隆秀	聖マリアンナ医科大学総合診療内科教授
編集協力	小林 清典	北里大学医学部新世紀医療開発センター准教授
	長沼 誠	慶應義塾大学医学部消化器内科准教授
	星野恵津夫	元 がん研有明病院消化器内科部長
	本間 照	済生会新潟第二病院副院長
	渡辺 憲治	兵庫医科大学腸管病態解析学特任准教授

定価：(本体 8,500 円＋税)
ISBN：978-4-86550-351-7
B5判／240頁／オールカラー

CONTENTS

- 第1章　ベーチェット病総論
- 第2章　腸管ベーチェット病の臨床診断
- 第3章　IBDと腸管ベーチェット病の病理総論
- 第4章　ベーチェット病の主症状・副症状となる腸管外病変
- 第5章　治療法
- 第6章　症例から学ぶ
- 第7章　特殊例・日常生活のケア・指導

● わが国を代表する腸管ベーチェット病に関するエキスパートが結集，執筆に当たった，まさに"腸管ベーチェット病のすべて"を収載した診療ハンドブック！
● ベーチェット病の主症状・副症状となる腸管外病変の概要を皮膚・眼・血管・神経それぞれの専門家が執筆．
● 歴史，疫学，病態，診断，治療の詳細な記載に加え，実際の症例にもとづき診断，治療法をわかりやすく解説し，腸管ベーチェット病の理解を可能にする．
● 腸管ベーチェット病のさまざまな病状の拡がりを示す症例を36例厳選．
● IBD(クローン病，潰瘍性大腸炎)診療が進歩した現在，IBDとの鑑別も含め，治療に難渋することの多い腸管ベーチェット病に，患者さんと共に立ち向かうための有力な情報が満載！

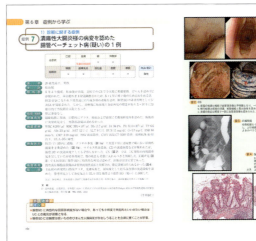

 株式会社 先端医学社

〒103-0007 東京都中央区日本橋浜町2-17-8 浜町平和ビル
TEL 03-3667-5656(代)／FAX 03-3667-5657
http://www.sentan.com

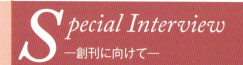

―創刊に向けて―

IBD診療の過去と現在そして将来

　これまでわが国のIBD診療は診断技術の向上や治療法の進歩とともに進展を遂げてきた。この進展の背景には「難治性炎症性腸管障害に関する調査研究班」による研究成果の積み重ねがある。一方、これからも増加が予想されるIBDに対し、わが国ではどのようにアプローチし、対応していくのか、課題は残されている。

　そこで現代表者として数多くのプロジェクトを統括されている鈴木康夫先生にIBD診療に携わることになった切っ掛けとこれまでの歩み、そして研究班の取り組みについて話を伺った。

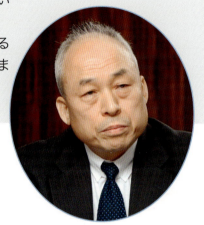

東邦大学医療センター佐倉病院
IBDセンター
特任教授・センター長
鈴木 康夫（すずき　やすお）

――鈴木先生がIBDの医療に携わられた経緯をお聞かせください。

鈴木　私は1981年に滋賀医科大学を卒業後、すぐに千葉大学医学部第二内科に入局しました。その後千葉県内の市立病院で勤務をしますが、当時は内視鏡に興味を持っており、内視鏡的粘膜剥離術（Endoscopic mucosal resection：EMR）を県内で最も早くから取り入れ、大腸がんやポリープなどの治療にあたっていました。しかし1987年に所属する第二内科からアイルランドのTrinity大学（Trinity College、Dublin）への留学の話があり、この突然の留学がIBDを専門とする大きな契機になったといえます。

　私が所属していた千葉大学医学部第二内科はEPA製剤の研究に携わっており、当時は助教授の田村泰先生が開発にかかわっていました。田村先生とお知り合いだったTrinity大学のO'Morain先生がEPA製剤に興味を持たれ、IBDの患者さんに対するEPA製剤の効果をみる臨床研究をはじめられたのです。そこで1名の留学生を受け入れたいという話があり、たまたま私に白羽の矢が立ちました。

　そのころの私は内視鏡の臨床に専念していましたので、研究からは遠ざかっていました。そこで半年間、日中は千葉市立病院に勤め、夜間は基礎研究のため大学で実験手技を学ぶという日々をおくりました。大学では末梢血から単球を純粋に分離し、lipopolysaccharide（LPS）刺激により、炎症性サイトカイン（IL-1β）を分泌させ、測定する手法を学びました。そして何とか実験手技を身に付けて留学に行ったのです。

　留学先ではEPA製剤を潰瘍性大腸炎（UC）患者さんに投与して効果をみる研究に参画し、同時に大腸粘膜免疫の研究に着手しましたが、思うような研究成果が得られず、日本に帰れる状況ではありませんでした。しかしそこでは多くのIBD患者さんを診ることができたので、私が留学前におこなっていた単球の研究をIBDでおこなうことを思い立ち、O'Morain先生に直訴したのです。何とか了承を取り付けEPA投与との研究と並行してIL-1βの産生を測定する研究をはじめ、その結果が実を結び論文になりました。

　このような経験を経て1989年に帰国し、将来はIBD患者の増加が予想されるわが国で、IBDの診療に携わることを決めたのです。

　帰国後、千葉大学医学部第二内科の消化器グループに籍を置きましたが、第二内科では代謝内分泌疾患、血液疾患、自己免疫疾患などの幅広い領域を対

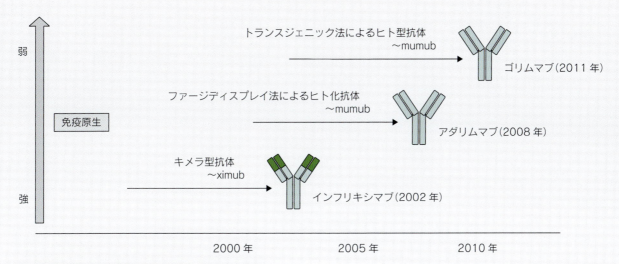

図 抗TNFα抗体製剤の変遷と製剤の特徴

象にしていましたので、当時はIBDを専門に診る医師はほかにいないような状況でした。

実は当時、IL-1βの他にIL-6の研究もおこなっていました。これは田村先生の出身である大阪大学を紹介され、当時准教授だった平野俊夫先生よりIL-6を特異的に測定可能にする細胞株を入手し研究できることになったためです。IL-1βと同じ手法で、採血から単核球を分離し、それを刺激してIL-6の産生を調べていました。IL-6の研究は新規性もあり、わが国のオリジナルでもあることから、学位を取得するには十分な研究でした。

――現在ではTNF-αやIL-6などのサイトカインをターゲットした治療が幅広く臨床応用されていますね。

鈴木 サイトカインの研究をしていたので、抗TNFα抗体製剤の臨床応用には、大きな期待を寄せていました。

実際、治験に携わり、CD患者さんに抗TNFα抗体製剤を投与することで、著効する症例を目の当たりにした時には、たった一つのサイトカインを標的とすることで劇的な治療効果を発揮したことに衝撃を受けました。当時は一つのサイトカインを抑制するだけで、病勢がどれだけ抑えられるか疑問に思う専門家も少なくありませんでした。しかしTNF-αのみを抑える薬剤が臨床応用され（図）、効果がみられたことで病態の解明がさらに進み、それが新たな治療薬の開発の原動力になったと考えています。

――IBDの病態解明については疾患関連遺伝子の研究も進んでいますね。

鈴木 IBDではこれまで数多くの疾患感受性遺伝子が見つかっています[1]。欧米とわが国とでは、疾患感受性遺伝子がオーバーラップしている部分もありますし、異なる部分もあります。IBDの発症には遺伝的な素因が当然関与していますが、さまざまな外的な環境要因も大きく関わっています。遺伝的素因と外的環境因子とのインタラクションが発症にどのように関与しているのか、さらには治療に応用できるのかなど、今後ますます研究が必要になります。

――わが国では1970年代から研究班が組織され、IBDの病態から診断、治療と網羅的に研究がなされてきました。とくにわが国では白血球除去療法が発展していますね。

鈴木 私が研究班に参加したのは兵庫医科大学の下山孝教授が班長（1996～2001年）をされていた時期で、下山先生との出会いがIBDの診療と深くかかわる切っ掛けの一つになっています。

当時、第二内科教授の齋藤康先生から兵庫医科大学で白血球除去療法による治療をおこなっているというお話を頂き、紹介をして下さったのです。

兵庫医科大学を見学し、下山先生とお会いした際に、「厚生労働省の研究班で顆粒球除去療法（Granulocytapheresis：GCAP）の開発治験を千葉県で手伝ってほしい」という要請を頂き治験に加わりました。GCAPの1例目が著効例であったことから、症例を集めてさまざまな成績を班研究で発表し、国際会議でもGCAPの治療成績を発表する機会を得

ることができました。その後も協力員、分担者として研究班にかかわることとなったのです。

──先生は長年研究班に携わり、現在代表者とられて幅広い研究を展開されていますが、どのような目標を掲げて取り組んでいらっしゃるのでしょうか?

鈴木　研究班のめざしている最終的な目標はわが国における治療戦略の適正化と標準化です。新しい薬剤や治療法が登場しても揺るがないような全体像を構築し、地域によって差が生じないように周知徹底していくことが研究班の最も重要な役割だと考えています。

　多様な治療法の中から適切な治療を選択していくうえで今後は医療経済も考慮する必要があると考えています。医療者としてはあらゆる患者さんに最先端の治療を提供することが理想かもしれませんが、今後も患者数の増加が予想されることをふまえると必要以上に高額な治療をしないための基準を定めていく必要があると思います。

　診断においても画像診断を世界に先駆けて日本で確立することを命題に掲げ、モダリティの整理と適切な運用を課題としてきました。

　また、さらには人工知能（Artificial Intelligence：AI)を用いた診断の研究もはじめています。これはAIにより誰もがきわめて簡便に診断できることをめざしています。IBDでは病勢は同様でも、内視鏡所見による評価が異なる場合もあり、課題は残されています。とくに重症度の見極めにおいてはAIによる画像診断の標準化が期待されています。

──今後、IBDの患者さんが増加する中、医療連携体制についてはどのような対策がとられるのでしょうか?

鈴木　急増するIBDの患者さんを診察するには、専門医の数は限られており追いついていません。それを解消するには、医療連携によるIBD診療が鍵になります。厚生労働省の新たな難病医療提供体制においては、難病医療拠点病院を整備していますので、IBD診療も難病拠点化にシフトします。診療を円滑におこなうに当たり、拠点病院と近隣の病院との医療連携が必要不可欠で、双方向によるシステムを構築しなければいけません。そこで研究班ではIBD診療連携ネットワークによるコホート研究を進めてい

ます。医療連携が生み出す循環が効率よく機能するシステムを作り上げるため、当院を中心に医療連携を始めたところです。主体は各都道府県の行政がイニシアチブを取って決めることなので、どのように拠点化病院と近隣病院との医療連携をおこなうべきか、行政に対して提言ができるよう準備を進めています。

──研究班ではさまざまな取り組みの中で、世界に発信する研究もありますね。

鈴木　わが国の画像診断技術は世界と比較しても高い水準にあります。画像診断は内視鏡だけではありません。東京医科歯科大学が報告したMR Enterography（MRE）によりCDの小腸病変を評価した研究[2]からもわかるように、画像診断においては世界に先んじています。

　また特筆すべきはUCにおけるがんサーベイランス法の確立を目指したtargeted biopsyとrandom biopsyの比較研究ですが、これは世界に誇る、研究班の成果です[3]。現在研究班ではUCサーベイランス内視鏡におけるNarrow Band Imaging（NBI）と色素内視鏡の比較試験やCD粘膜病変に対するバルーン小腸内視鏡とMREの比較試験など、先進的な研究に取り組んでいます。

──最後にわが国のIBD診療の展望と研究班の役割についてお聞かせください。

鈴木　今後のわが国の医療においては医療情報をデータベース化し活用することが喫緊の課題と考えています。これは厚生労働省とも手を携えていかなければならない仕事で、患者さんの実態を把握する上では、わが国としても大切な分野です。

　今までわれわれの分野でデータベース化という意味では臨床調査個人票を利用してきました。将来的に厚生労働省では、難病指定の臨床調査個人票をオンラインシステムにより申請ができるように進めています。

　また患者レジストリを各拠点化病院がオンラインで繋ぐことができれば、データベースとして活用できます。さらに医療連携により日本全体と繋がるデータベースの構築により患者さんの予後や経過を分析し、診断や治療の標準化、さらにはサーベイランスの効率化などが図れます。これは国とも協力しながら研究班として推し進めていく考えです。

これまでの研究班がわが国におけるIBD研究を集約し、成果を結実させてきた背景には、研究班のオールジャパン体制があったからです。わが国のIBD研究班は、これまで日本中の内科、外科、さらには小児科などの専門医が集結し、協力しながらIBDの診療を向上させてきました。

　これからも研究班が日本のIBD診療をリードしていかなくてはならないと考えています。

──ありがとうございました。

文献
1) Franke A *et al*：*Nat Genet* **42**：1118-1125, 2010
2) Takenaka K *et al*：*Am J Gastroenterol* **113**：283-294, 2018
3) Watanabe T *et al*：*Gastroenterology* **151**：1122-1130, 2016

IBD クリニカルカンファレンス
Inflammatory
Bowel
Disease Clinical Conference

IBD 診療のための学術雑誌「IBD クリニカルカンファレンス」創刊．メインコンテンツとして誌上カンファレンスを掲載し，IBD 診療におけるディシジョンメイキングのプロセスをわかりやすく解説します．さらに連載企画として，適切な診療をおこなうためのさまざまな情報を凝縮．また若手研究者のインタビュー記事などをまじえ，臨床に役立つコンテンツをタイムリーに発信していきます．

創刊号/2月号（vol.1 no.1）予告
2019 年 2 月 15 日発行

Main contents
・IBD クリニカルカンファレンス

連載予定
・シリーズ基本の基本 薬剤編 / 診断編
・臨床医が知っておくべき IBD の病理基礎講座
・この症例は何でしょう－表・裏
・若手研究者インタビュー
・海外留学生だより
・IBD 論文ウォッチ

弊社の出版物の情報はホームページでご覧いただけます．
またバックナンバーのご注文やご意見・ご要望なども受け付けております．
http://www.sentan.com

IBD クリニカルカンファレンス
Inflammatory
Bowel
Disease Clinical Conference

2018 年 11 月 15 日発行

創刊準備号

定価（本体 1,000 円＋税）

編　集　「IBD クリニカルカンファレンス」編集委員会

発行者　鯨岡 哲

発行所　株式会社　先端医学社
〒 103-0007　東京都中央区日本橋浜町 2-17-8
浜町平和ビル
電　話　03-3667-5656 ㈹
ＦＡＸ　03-3667-5657
郵便振替　00190-0-703930
http://www.sentan.com
E-mail：book@sentan.com

・本誌に掲載する著作物の複製権・翻訳権・上映権・譲渡権・公衆送信権（送信可能化権を含む）は株式会社先端医学社が保有します．
・ JCOPY ＜㈳出版者著作権管理機構委託出版物＞
本誌の無断複写は著作権法上での例外を除き禁じられています．複写される場合は，そのつど事前に，（社）出版者著作権管理機構（電話 03-3513-6969，FAX03-3513-6979，e-mail：info@jcopy.or.jp）の許諾を得てください．

印刷・製本 / 三報社印刷株式会社

ISBN978-4-86550-358-6　C3047　￥1000E